DE LA

MENSTRUATION

EN

PATHOLOGIE OCULAIRE

PAR

Le Dr Paul PARGOIRE

Ancien externe des hôpitaux

CLERMONT (OISE)

IMPRIMERIE DAIX FRÈRES

3, PLACE SAINT-ANDRÉ, 3

—

1892

DE LA MENSTRUATION

EN

PATHOLOGIE OCULAIRE

DE LA

MENSTRUATION

EN

PATHOLOGIE OCULAIRE

PAR

Le Dr Paul PARGOIRE

Ancien externe des hôpitaux

CLERMONT (OISE)

IMPRIMERIE DAIX FRÈRES

3, PLACE SAINT-ANDRÉ, 3

—

1892

AVANT-PROPOS

Arrivé au terme officiel de nos études médicales, nous avons le devoir et le droit d'exprimer toute notre reconnaissance aux maîtres qui nous ont guidé dans notre éducation scientifique et qui nous ont prodigué leurs conseils, leurs leçons et leur exemple. Fils de médecin, nous avons eu la bonne fortune d'être initié de bonne heure aux choses de la médecine ; nous avons eu constamment sous les yeux un modèle, nous nous efforcerons de l'imiter.

Une chose nous a vivement touché pendant notre séjour dans les hôpitaux de Paris : nous voulons parler de la bienveillance que nous ont toujours témoignée nos maîtres, de la bonté avec laquelle ils se sont mis à notre portée. Nous avons vivement apprécié leur conduite à notre égard et nous les en remercions bien sincèrement.

Nous avons débuté à l'hôpital Saint-Antoine, dans le service de M. le docteur Monod, dont l'enseignement et la pratique hospitalière ont été pour nous fertiles en leçons de toute sorte : nous le prions d'agréer ici l'expression de notre reconnaissance.

Nous devons également remercier M. le docteur Landrieux, d'avoir guidé nos premiers pas dans le domaine de la pathologie médicale.

Nous avons été pendant une année externe de M. le docteur Labbé à l'Hôtel-Dieu ; cet excellent maître nous a fait amplement profiter de sa grande expérience et de son talent de clinicien. Nous nous souviendrons longtemps de ses leçons et longtemps nous nous souviendrons de sa bonté pour nous.

Les vacances hospitalières nous ont mis la même année en rapport avec M. le docteur Barié et avec M. le docteur Gaucher qui, à la suite d'un très brillant concours, prend place dans le corps enseignant de la Faculté de Paris. Nous n'avons été que quelques mois sous la direction de ces maîtres : cela nous a suffi pour regretter vivement de n'avoir pu être plus longtemps leur élève.

L'année que nous avons passée à la Maison municipale de santé ne nous a pas semblé longue ; le temps passe vite auprès de M. le docteur Segond. Avec l'aménité et l'esprit qui le caractérisent, ce brillant chirurgien nous a donné l'exemple d'un opérateur impeccable chez qui l'art du bistouri n'exclut jamais l'exactitude du diagnostic. Nous tenons à lui exprimer ici toute notre gratitude pour la bienveillance qu'il n'a cessé de nous témoigner.

Nous prions M. le docteur Potherat de recevoir ici tous nos remerciements pour son amabilité envers nous.

Nous devons à M. le professeur Pinard, ce que nous savons en obstétrique ; nous tenons à remercier ce maître éminent des excellentes leçons dont nous avons profité et de la grande bonté dont il est coutumier envers ses élèves.

Nous remercions M. le docteur Varnier, chef de clinique, MM. les répétiteurs et mesdames les sages-femmes de la clinique Baudeloque, de la gracieuseté avec laquelle ils se sont mis à notre disposition pour nous aplanir les difficultés initiales de l'obstétrique.

Nous avons passé plus de deux ans à la clinique oph-thalmologique des Quinze-Vingts, et nous avons eu la bonne fortune d'y remplir les fonctions d'aide de clinique des docteurs Chevallereau et Trousseau ; nous les prions d'agréer l'expression de notre reconnaissance pour la bienveillance qu'ils nous ont toujours témoignée.

M. le professeur Laboulbène, avec cette bonté paternelle dont il a le secret et qui pour nous ne s'est pas démentie un seul instant, nous a beaucoup aidé dans le cours de nos études médicales. Il a bien voulu mettre le couronnement à son œuvre en acceptant la présidence de cette thèse : qu'il daigne recevoir nos remerciements les plus sincères pour le très grand honneur qu'il nous fait.

LA MENSTRUATION

PATHOLOGIE OCULAIRE

HISTORIQUE

Parmi les troubles divers plus ou moins graves produits par la menstruation dans l'organisme féminin, il en est qui sont particulièrement intéressants à étudier et par leur siège, — car ils relient deux organes bien éloignés — et par les formes variées qu'ils peuvent revêtir, et aussi par la gravité qui assombrit parfois leur pronostic. Nous avons nommé les troubles menstruels dont l'œil est le théâtre. Pendant plus de deux ans que nous avons fréquenté la Clinique des Quinze-Vingts, il nous a été donné d'en observer plusieurs exemples. Nous avons à ce propos recherché dans la littérature médicale ce qui avait été écrit sur ce point et nous avons été ainsi amené à faire de cette étude le sujet de notre thèse inaugurale.

Le sujet n'est certes pas nouveau. Le Père de la médecine lui-même a écrit que « les brouillards dans la vue se dissipent par l'apparition d'abondantes menstrues ». « Lors donc, ajoute l'illustre médecin de Cos, que les règles sont pituiteuses, qu'elles font des filaments... la femme est sujette à des fluxions de tête qui coulent et séjournent dans tout le corps et y causent des humeurs : le dessus des paupières est plombé. »

Et ailleurs : « Avec la perte blanche on rend des matiè-
res comme de l'urine d'âne, le dessous des yeux se gonfle,
les yeux sont humides, ternes et sans éclat : la vue se
trouble.» Et aussi : « Lorsqu'il y a de longues pertes on
doit s'informer s'il s'y joint des maux de tête, des douleurs dans les lombes et le bas-ventre,... s'il y a obscur-
cissement de la vue.»

D'après Guillemeau, « Hippocrate nous a laissé que les
femmes mariées et les vierges bien réglées de leurs mois
ne sont point entachées de ce mal (héméralopie) ; d'autant que les mois coulans aux vierges et les femmes
ayant la compagnie des hommes, leur sang et esprits en
sont purifiez et esclaircis, comme au contraire il demeure
plus cras, espais et visqueux lorsqu'elles ne sont réglées
et qu'elles n'ont la compagnie des hommes, qui fait que
l'esprit visuel se rend plus cras et espais, et par consé·
quent la veuë est rendue plus faible et débile.»

Il ne nous semble pas douteux, d'après ce qui précède,
que le Père de la médecine ait lui-même observé des
troubles visuels causés par des troubles menstruels ou
utérins.

Plus tard *Celse* observa que « l'imbécillité des yeux,
par laquelle on void assez de jour et de nuict ou ne void
goutte, ne vient point aux femmes bien réglées de leurs
mois».

Guillemeau (1643) les cite tous deux, mais ne nous
donne rien de personnel sur ce point.

Nous trouvons dans l'ouvrage de *Pechlinus* (1691) une
observation qui nous intéresse vivement : *Cecitas menstrua a sanguine in caput regurgitante.* Pour en avoir une
autre, il nous faut arriver jusqu'à *Vander-Wiel* en 1758.

Mailhot, dans le *Journal de médecine, de chirurgie et
de pharmacie* d'avril 1763, rapporte un cas de perte de la
vue à la suite de suppression brusque des règles.

Bécherel le jeune, dans le même journal (janvier 1775), nous donne l'observation d'un cas de cécité à la suite de suppression brusque des règles suivie de guérison par leur réapparition.

Et nous trouvons dans les manuscrits de *Boerhaave* un cas de suppression des règles avec amaurose unilatérale et phénomènes hystériques.

Brierre de Boismont (1842) rapporte aussi plusieurs cas de troubles oculaires causés par un état défectueux de la menstruation.

Hutchinson, dans une leçon faite à Moorfield, le 20 août 1876, traite de l'influence du système sexuel sur les maladies de l'œil et dit : « Il est infiniment probable que certaines formes d'amblyopie et certaines altérations de nutrition de l'œil sont en rapport avec des troubles de la menstruation ou avec sa suspension.»

En juin 1890, notre maître M. *Trousseau* a communiqué à la Société d'Ophthalmologie une superbe observation d'iritis cataméniale.

Enfin, en février 1892, le professeur *Schauta* (de Vienne), traitant dans sa leçon inaugurale des relations qui existent entre l'appareil génital de la femme et différentes maladies, a parlé des troubles oculaires de cause utérine et menstruelle.

Les matériaux et les observations ne manquent pas dans la littérature médicale. Nous n'avons donc pas la prétention de faire du neuf ; nous apportons simplement une pierre à l'édifice, c'est-à-dire quelques observations personnelles.

DIVISION. — GÉNÉRALITÉS

La menstruation est, sans contredit, une des causes les plus importantes des troubles de la santé générale de la femme. Soit que ce flux tende à s'établir ou qu'une fois établi il se reproduise mensuellement, soit qu'au contraire il doive, à un âge plus ou moins avancé, se supprimer définitivement, il met l'organisme féminin dans un état marqué d'infériorité qui le rend éminemment apte à ressentir les influences extérieures. La femme offre alors une bien moindre résistance, une fragilité plus grande, et l'on conçoit que des agents morbides quelconques, à la faveur de cette perturbation physiologique, puissent l'impressionner fâcheusement. Si, au contraire, la menstruation n'est pas régulière, si elle est entravée dans son apparition ou si elle est chroniquement supprimée, c'est-à-dire s'il y a aménorrhée ou dysménorrhée, l'organisme la réclame et souffre tant qu'il ne paie pas à la nature son tribut mensuel. Une cause quelconque vient-elle à supprimer brusquement l'écoulement menstruel, on voit alors souvent des troubles graves éclater et menacer la santé de la femme. Que le flux menstruel soit au contraire trop abondant et qu'il y ait une véritable métrorrhagie, cette perte sanguine ne passera pas inaperçue et l'organisme en souffrira d'autant plus que la quantité de sang dont il a été privé aura été plus considérable.

Or il arrive souvent, pour ne pas dire toujours, que la menstruation normale ou anormale, au lieu de troubler la santé générale de la femme, localise pour ainsi dire son retentissement sur un seul organe. Et alors, chez le

même sujet, c'est toujours le même organe qui est trou-
blé, qui est malade dans les parties qui le constituent
ou dans la fonction qu'il remplit. Ceci est surtout vrai
pour l'œil et nous nous proposons d'étudier successivement les troubles oculaires causés :

1° par la menstruation normale, à la puberté, dans le
cours de la vie sexuelle, à la ménopause.

2° par la menstruation anormale, aménorrhée et dysménorrhée, cessation brusque des règles et ménorrhagie.

Préalablement, nous voudrions pouvoir dire quelques
mots du mécanisme par lequel l'appareil génital fait
ainsi subir à un organe aussi éloigné que l'organe de la
vision des dommages dont la menstruation est la seule
cause. Sur ce point, nous devons constater le silence de
beaucoup d'auteurs et le peu de valeur des arguments
donnés par beaucoup d'autres.

Il nous semble cependant que l'on peut exliquer le
pourquoi et le *comment* de cette action de l'utérus sur
l'œil. Deux cas se présentent : ou l'œil est antérieurement malade ou il est complètement sain.

L'œil malade est pour nous un *locus minoris resis-
tantiœ* voué de par sa fragilité même et sa morbidité à
servir de cible aux perturbations qui viennent affliger l'organisme. Et dans cet ordre d'idées, nous citons les poussées menstruelles de dacryocystite, d'orgelet, de conjonctivite scrofuleuse, d'iritis, etc..

Mais les troubles de l'œil sain de cause menstruelle
sont moins aisés à expliquer.

Nous ferons remarquer avec Roehrig et avec Cohn la
façon dont l'appareil génital féminin est relié au système nerveux. La communication des organes sexuels d'une
part avec les rameaux nerveux de la région lombaire inférieure, d'autre part avec le sympathique, fait supposer à
priori, dit Beigel, qu'une excitation minime peut être suf-

fisante à produire des phénomènes se passant très loin
du foyer d'excitation. Nous pouvons expliquer de cette
façon différents phénomènes d'excitation dont la cause
est à chercher dans l'appareil génital. C'est ainsi que
la toux convulsive, les vomissements, les troubles psy-
chiques et bien d'autres symptômes morbides s'obser-
vent chez les femmes enceintes et chez celles qui ont des
affections utérines. Ce sont des troubles d'ordre réflexe.

Il ne faut pas non plus perdre de vue la multitude des
vaisseaux artériels et veineux qui convergent vers l'appareil génital. Ces vaisseaux, réagissant à la moindre excitation nerveuse nous expliquent comment les affections
de l'organe sexuel et de son voisinage peuvent devenir
la cause de congestions locales ou généralisées. La
menstruation produit une pareille excitation dans la
sphère génitale; et dans les troubles causés par la menstruation, il faut voir une conséquence de cette excitation.
Normalement l'hémorrhagie menstruelle préserve l'organisme des conséquences nocives que pourrait avoir cette
hypertension vasculaire. Aussi quand cette excrétion
naturelle se trouve profondément troublée, on comprend
qu'il se produise çà et là des états congestifs plus ou
moins importants. L'œil, vu la richesse de sa vasculari-
sation, est tout indiqué pour en être souvent victime ; aussi,
dans un grand nombre de troubles visuels, l'élévation
de la tension artérielle joue-t-elle un rôle essentiel,
comme dans la production du glaucome à la ménopause.
Et si les parois vasculaires sont déjà atteintes par une
affection générale quelconque, il se produira une rupture
avec hémorrhagie plus ou moins considérable. Dans ces
cas il nous semble naturel que le malaise qui accompa-
gne normalement toute menstruation acquière une plus
grande gravité et concourre à la formation d'un état
morbide parfois très sérieux.

Mais il est aussi un autre facteur que nous n'avons pas le droit de négliger. On observe souvent dans les troubles oculaires menstruels soit des abcès cornéens, soit des hypopions et dès lors les considérations précédentes ne suffisent pas à expliquer la présence de l'élément infectieux qui a élu domicile dans l'œil, car il y a infection, puisqu'il y a du pus (1). M. Trousseau place dans l'utérus la porte d'entrée de l'infection et se demande si les phénomènes épithéliaux et vasculaires qui se passent au moment des règles dans la cavité utérine ne favorisent pas l'absorption de produits septiques donnant lieu à une infection minima. Telle est aussi l'opinion de M. de Wecker. Le réseau lymphatique péri-utérin si bien décrit par M. Poirier est évidemment le chemin suivi par les microorganismes que le torrent lymphatique amène à l'œil dans les différents milieux duquel ils trouvent un emplacement éminemment favorable à leur pullulation.

Voilà comment nous nous expliquons l'influence si grande de la menstruation dans la pathologie oculaire de la femme : nous allons produire les exemples qu'il nous a été donné d'en observer.

(1) Nous croyons devoir maintenir cette proposition : « il y a infection puisqu'il y a du pus, » malgré la tendance actuelle d'un grand nombre d'ophthalmologistes à regarder le pus de l'hypopion comme non infectieux et d'en faire une simple extravasation de globules et de fibrine. Le dernier mot n'est pas encore dit sur ce point.

MENSTRUATION NORMALE

Puberté.

L'organisme féminin ne s'habitue pas d'emblée à payer à la nature son tribut mensuel ; aussi voit-on souvent l'établissement de la menstruation s'accompagner de troubles généraux d'intensité variable, tels que céphalalgie, rachialgie, épistaxis... Souvent ces perturbations frappent l'appareil oculaire et alors on voit se dérouler des accidents aussi variés dans leurs symptômes que dans leur marche et leur terminaison. Chacune des parties constituantes de l'organe de la vision peut être atteinte, c'est dire la variété des lésions que l'ophthalmologiste peut observer. Et d'ailleurs, n'est-ce pas à la puberté que les maladies oculaires sont le plus fréquentes chez les jeunes filles ?

Pechlinus a observé une amblyopie de cause menstruelle, « cecitas menstrua a sanguine in caput regurgitante, » chez une jeune fille de 16 ans chez qui la menstruation, qui avait eu lieu déjà une fois ou deux, n'avait pas paru le 3ᵉ mois.

Brierre de Boismont nous fournit un cas d'hémorrhagie de la chambre antérieure.

Tyrrel, cité par Danthon, rapporte un cas d'hémorrhagie intra-oculaire chez une jeune fille de 14 à 15 ans reparaissant à des intervalles mensuels. La menstruation, établie par un traitement approprié, remit les choses e n l'état.

Leber donne l'observation d'un cas d'atrophie optique.

A *Swanzy* nous devons 7 cas d'iritis et d'irido-oorchï-

dites chez des jeunes filles, de 11 à 17 ans, dont la menstruation, tout récemment apparue, n'avait pu encore
prendre sa régularité normale.

Caudron, après avoir signalé l'action indéniable qu'ont
sur l'appareil visuel les maladies spéciales à l'appareil
génital de la femme, rapporte deux observations ayant
trait à l'établissement de la menstruation et aux troubles
qui l'accompagnent chez un certain nombre de jeunes
filles. Il s'agit d'une irido-choroïdite et d'une double
choroïdite exsudative.

Dehenne donne l'observation d'un cas d'iritis.

Mooren a observé une kéritite panneuse et *Coursserant* une hémorrhagie du corps vitré avec exophthalmie.
C'est aussi une hémorrhagie du corps vitré qu'a observée
Dor chez une jeune fille de 14 ans non réglée. Le
même auteur relate un cas d'amaurose hystérique des
deux yeux chez une jeune fille de 16 ans, réglée seulement deux fois à 11 ans. Les accidents, dans les deux
cas, cessèrent avec l'apparition des premières règles.

Puech a remarqué que certaines diathèses semblent
attendre la première apparition des menstrues pour
faire éclater une de leurs manifestations. Il a, de plus,
posé en principe que, chez les sujets diathésiques, les
troubles oculaires apparaissant à l'établissement de la
menstruation revêtent le cachet de la diathèse. Il nous
a été donné plusieurs fois de constater l'exactitude de
cette proposition.

Le travail de Puech renferme deux observations de
kératite interstitielle, deux d'iritis, puis un cas de choroïdite avec hémorrhagie, un cas de choroïdite dissémi-
née, un de névrite optique et un décollement de la rétine.

Noblot a observé deux fois de la photophobie et de
l'asthénopie, une fois de la kératite et une fois un
décollement de la rétine.

Deniau reconnaît l'influence de l'établissement de la menstruation sur l'appareil visuel.

Quoique sceptique à l'endroit des troubles oculaires d'origine menstruelle, M. *Kalt* admet aussi cette influence, mais non sans faire des réserves. Le savant médecin des Quinze-Vingts a cependant rapporté à la Société d'ophthalmologie (3 juin 1890) un cas de kératite interstitielle ayant débuté trois jours avant les premières règles pour céder le jour de leur apparition. Une rechute à l'époque menstruelle suivante en fait pour nous un cas non douteux.

Dans un ordre d'idées diamétralement opposé, *Santos-Fernandez* donne l'observation d'une jeune fille chez qui une vision presque nulle aurait été améliorée à la puberté au point que des verres de — 8 dioptries auraient donné une vision normale.

Nous ne saurions cependant admettre sans autre preuve cette heureuse influence de la menstruation sur les affections de l'appareil visuel.

Nous n'avons eu que deux fois l'occasion d'observer des troubles oculaires causés par l'établissement de la menstruation. Dans le premier cas il s'agit d'une iridochoroïdite ayant débuté à la puberté et qui, à chaque époque menstruelle survenant depuis lors, présente une exacerbation marquée. Voici d'ailleurs l'histoire de cette maladie :

OBSERVATION I.

Irido-choroïdite ayant débuté à la puberté avec exacerbations cataméniales.

Mme Elise S..., couturière, est âgée de 24 ans. Ses antécédents héréditaires et personnels sont excellents :

aucune trace de syphilis, ni de rhumatisme. Elle a tou·
jours joui d'une santé parfaite. Les premières règles
apparaissent à l'âge de 15 ans. Elles sont accompagnées
de douleurs très vives autour des orbites. Les yeux
rougissent, la vue se brouille ; cependant, la malade dit
n'avoir jamais été dans l'impossibilité de se conduire
pendant un temps quelconque. Depuis lors, la rougeur
a disparu, mais les douleurs et les troubles de la vue
persistent et s'exagèrent au moment des règles. Les
yeux rougissent alors, la douleur s'accentue. La menstruation est d'ailleurs irrégulière et douloureuse.

L'état s'aggrave de plus en plus ; la vision diminue.
La malade se décide, au mois d'août 1891, à se faire opé-
rer (Hôtel-Dieu). Cependant la vue s'affaiblit toujours
et le travail devient impossible ; les douleurs augmen-
tent. Aussi la malade se présente-t-elle à la consultation des Quinze-Vingts le 7 mars 1892.

Etat actuel. — Etat général bon, aspect robuste.

OG ⎫ Iridectomie en bas et en dedans. L'iris est
OD ⎭ pâle, décoloré.

Pas de taies. Pas de douleurs spontanées ; douleurs à
la pression.

Les yeux sont mous.

De l'œil gauche, la malade ne peut compter les doigts.
L'œil droit a une acuité visuelle de 1/10°.

Les deux yeux, surtout le gauche, sont difficilement
éclairables.

Nombreux flocons dans le corps vitré.

Ce cas nous paraît concluant et doublement intéres-
sant, car il s'agit d'une irido-choroïdite, dont l'origine
remonte à la puberté et qui exagère ses symptômes à
chaque époque menstruelle, et cela depuis près de neuf

ans. L'organe de la vision était ici excellent, la santé générale ne laissait rien à désirer ; vient la puberté et la scène change : règles douloureuses, yeux malades. — On pourrait dire aujourd'hui : yeux perdus.

Dans notre deuxième observation — que nous devons à l'obligeance de notre excellent ami Bastide, qui a eu la bonté de nous adresser la malade — le tableau clinique est différent. L'état général est cette fois très défectueux : notre malade est en effet anémique.

OBSERVATION II.

Embolie de l'artère centrale de la rétine chez une anémique à la puberté.

Mlle Maria G. est âgée de 18 ans. Elle n'a jamais été malade, bien que de constitution assez délicate. Elle a été réglée pour la première fois à 16 ans ; règles irrégulières et douloureuses. Depuis la puberté, elle présente les symptômes d'une anémie bien caractérisée : pâleur de la face, blancheur des muqueuses gingivale et conjonctivale, palpitations au moindre effort, troubles gastriques : anorexie avec quelques vomissements. L'année dernière, au mois de septembre, c'est-à-dire sept à huit mois après l'apparition des premières menstrues, et sans que sa santé présentât le moindre trouble, sauf son anémie habituelle, à une époque qu'elle croit pouvoir affirmer être celle de ses règles, elle s'aperçut un matin en se levant qu'elle ne voyait presque plus de l'œil droit. Un grand brouillard lui voilait les objets qu'elle regardait ; ces phénomènes ne se sont pas modifiés depuis, elle n'a d'ailleurs consulté aucun médecin, ni subi aucun traitement.

Etat actuel, 6 novembre 1891. — Cette jeune fille paraît assez forte ; elle est pourtant encore pâle, légèrement anémique (souffle léger à la base du cœur), palpitations, troubles dyspeptiques, règles irrégulières. Elle voit à peine pour se conduire de l'œil qui, d'ailleurs, s'est dévié en strabisme externe.

Examen ophthalmoscopique.

Œil droit : papille très blanche, artères réduites à des cordons filiformes, disparaissant même en certains endroits. Taches de pigment disséminées irrégulièrement sur la rétine.

Œil gauche. — Hypermétropie + 1 D.

C'est donc une atrophie papillaire consécutive à une embolie de l'artère centrale de la rétine.

COURS DE LA MENSTRUATION.

Nous arrivons à l'étude des troubles oculaires causés par la menstruation normalement établie et fonctionnant normalement. Ces troubles sont très variés et, d'après toutes les observations que nous connaissons sur ce point, il ne nous semble pas exagéré de dire que toutes les membranes et les milieux de l'œil en ont été, plus ou moins souvent chacune, le théâtre.

Landesberg a observé de l'herpès de la conjonctive palpébrale et bulbaire et *Teillais*, cité par Lerat, de la kérato-conjonctivite.

Leber, chez une femme régulièrement menstruée, a vu en même temps qu'une hémorrhagie périphérique de la rétine une papillite très prononcée avec saillie énorme. Les veines flexueuses étaient en tire-bouchon ; les artères, normales. La vue, à ces moments troublée, redevenait presque normale, l'époque menstruelle passée. Les troubles oculaires revenaient par accès répétés coïncidant toujours avec la menstruation. Le gonflement énorme de la papille fut mis sur le compte d'une hémorrhagie dans la gaine du nerf optique et de la stase consécutive.

Finkelstein a étudié l'activité fonctionnelle de l'œil pendant les époques menstruelles et — d'après ses observations, sur 20 femmes bien portantes de 19 à 33 ans — est arrivé aux conclusions suivantes :

1° Pendant la période menstruelle on observe un rétrécissement du champ visuel.

2° Cette diminution apparaît 2 ou 3 jours avant le début des règles, atteint sa plus grande intensité le 3e ou le 4e jour de la période et disparaît graduellement le 7e ou le 8e jour.

3° Cette diminution a une évolution variable avec les sujets. Elle est habituellement plus marquée dans les cas où les règles se compliquent de malaises, de céphalalgies, de palpitations cardiaques, d'autres symptômes nerveux ou d'une perte trop abondante.

4° Cette diminution n'existe pas seulement pour le blanc, mais aussi pour le rouge, le jaune et le bleu.

5° Dans les 20 observations, la perception du vert a disparu pendant toute la période ; la perception du jaune persistait.

6° L'acuité visuelle centrale n'était que légèrement affaiblie et revint immédiatement à la normale après la cessation des règles.

7° Toujours la réfraction resta intacte.

Quand une affection oculaire existe déjà antérieurement, elle subit à chaque époque menstruelle une poussée plus ou moins intense durant à peu près aussi longtemps que le flux lui-même. Après quoi tout rentre dans l'ordre jusqu'à ce qu'une nouvelle époque amène de nouveaux désordres. C'est ce qu'ont observé *Mooren* pour la conjonctivite scrofuleuse, *Danion* pour la dacryocystite, *Dianoux* et *Galezowski* pour l'orgelet, *Lerat* pour l'herpès cornéen.

Guépin fils a observé une hémorrhagie dans la chambre antérieure supplémentaire du flux menstruel. La malade, dont il a raconté l'histoire, avait à chacune de ses règles une épistaxis supplémentaire ; une seule fois l'épistaxis manqua et il se fit une hémorrhagie dans la chambre antérieure.

Thaon a noté des poussées de blépharite à chaque époque menstruelle, et, à une de ces époques, une kérato-conjonctivite phlycténulaire.

Simi, par un traitement général et local, parvint à améliorer notablement un œil qui était atteint d'irido-choroïdite à chaque époque menstruelle.

Ransohoff a publié l'observation d'une femme de 28 ans qui souffrait à chacune de ses règles, et cela depuis la puberté, d'un herpès cornéen.

On doit à M. *Trousseau* une très belle observation d'iritis cataméniale avec hypopion chez une malade qu'il a suivie pendant un an et dont les premiers accidents remontaient à trois ans.

Duboys de Lavigerie, à propos de cette communication de M. Trousseau à la Société d'ophthalmologie, a rapporté le cas d'une de ses malades qui, à chaque époque, avait de l'épisclérite ou du catarrhe conjonctival.

Despagnet a observé aussi des épisclérites et une iritis sans hypopion.

Puech donne l'observation d'une anémique chez qui, après des poussées menstruelles de kératite phlycténulaire et d'iritis, il y eut des poussées très intenses de sclérite ; l'œil dut être énucléé. Une deuxième malade

eut après le sevrage de son enfant trois poussées de sclérite en cinq mois et toutes au moment de ses règles.

Noblot rapporte deux cas d'iritis à répétition menstruelle.

Nous-même avons observé trois fois des troubles oculaires dont l'origine menstruelle ne nous paraît pas dou-
teuse.

Nous donnons ici ces trois observations :

OBSERVATION III.

Conjonctivite catarrhale à poussées menstruelles.

Mme Berthe G...., âgée de 29 ans, sans profession,
n'a jamais été malade et a toujours eu une vue excellente. Pas d'antécédents héréditaires. Réglée à 14 ans
pour la première fois et toujours très régulièrement,
peut-être un peu copieusement. Elle a eu trois enfants
qui se sont toujours très bien portés.

Les dernières règles ont commencé le 10 novembre
et fini le 16 ; elles ont été sensiblement moins abondantes que d'habitude. Le 15 au matin, Berthe G... ressent dans l'œil droit des picotements assez intenses,
l'œil est rouge, les paupières enflées, la vue de cet œil
est trouble. Il est à noter que dans son entourage per-
sonne n'a mal aux yeux.

Elle se décide à venir à la consultation des Quinze-
Vingts le 18 novembre 1891.

Les paupières sont rouges et tuméfiées ; la conjonctive palpébrale et la conjonctive bulbaire sont très fortement injectées, il existe même un léger chémosis. Sécrétion muco-purulente assez abondante. La cornée paraît
intacte et les milieux de l'œil ont leur transparence nor-

male. L'iris est un peu congestionné. La malade nous dit ressentir des picotements et y voir très trouble de cet œil.

Diagnostic : conjonctivite catarrhale.

Traitement : compresses de sublimé.

L'affection s'améliore et guérit ; nous ne revoyons plus la malade.

15 décembre. Les règles ont commencé le 13, aussi peu abondantes que les précédentes. Ce matin, en se levant, la malade constate les mêmes troubles oculaires que pendant la période menstruelle précédente, et elle vient nous faire constater une autre conjonctivite catarrhale de l'œil droit. Le même traitement est ordonné. La malade n'est plus revenue.

OBSERVATION IV.

Conjonctivite catarrhale à poussées menstruelles.

Mme C..., âgée de 22 ans, jouit ordinairement d'une très bonne santé. Très bien réglée, elle a deux enfants dont le dernier n'a que cinq mois ; elle ne le nourrit pas. Depuis ce dernier accouchement elle a eu déjà trois fois ses règles.

La dernière fois elles ont été plus abondantes ; le 2° jour de leur apparition il se développa un bouton d'herpès à la commissure labiale gauche et un autre dans le sillon oculo-nasal de l'œil droit. Cet œil se met à rougir fortement et à couler. Elle se présente à la consultation douze jours après le début des accidents. Le bouton d'herpès de la lèvre est desséché. On constate une conjonctivite catarrhale intense avec sécrétion muco-purulente abondante. Rien à la cornée, qui a conservé toute sa sensibilité.

On ordonne des compresses de sublimé. Nous revoyons la malade cinq jours après ; la conjonctivite est considérablement amendée.

Dix jours après cette dernière consultation la malade revient nous voir ; elle est au premier jour de ses règles, qui viennent sans douleur, mais moins abondantes que d'habitude.

L'œil droit, qui était complètement guéri, recommence à rougir depuis le matin et il n'est pas douteux qu'une deuxième conjonctivite catarrhale débute. Le même traitement est ordonné et très rigoureusement suivi. Au bout de quatre jours, tout est rentré dans l'ordre : la sécrétion cette fois a été presque nulle.

Malgré nos recommandations la malade n'est pas revenue à l'époque menstruelle suivante.

Ces deux observations si semblables nous montrent bien la menstruation occasionnant, dans un œil habituellement sain, une conjonctivite catarrhale à répétition ; il est regrettable que nous n'ayons pu suivre plus longtemps nos deux malades.

Notre troisième observation est celle d'une femme qui a commencé à se plaindre de sa vue vers la trentième année et qui, depuis, n'a pas passé une époque menstruelle sans en souffrir de plus en plus, jusqu'à ce que, malgré les traitements prescrits par divers oculistes, elle ait complètement perdu l'œil atteint. Ce cas, qui se passe de commentaires, est un exemple de la gravité parfois extrême des troubles oculaires causés par la menstruation ; le voici :

Observation V.

Irido-choroïdite cataméniale ayant amené la perte d'un œil.

Mme E. D..., âgée de 52 ans, n'a jamais été malade ; on ne trouve pas trace chez elle de rhumatisme, ni de syphilis. Réglée à 12 ans pour la première fois, elle n'a jamais eu d'enfants, ni fait de fausses couches. Elle a toujours été assez mal réglée, perdant tantôt beaucoup, tantôt peu à des intervalles variant de un mois à un mois et demi et deux mois. Ces troubles de la menstruation se sont surtout accentués vers l'âge de 30 à 31 ans. A partir de cette époque, à chaque période menstruelle, elle souffrait de malaises qui la forçaient à garder le lit pendant toute la durée des règles. Envies de vomir, migraines, douleurs périorbitaires du côté droit. En même temps sa vue se brouillait de ce côté ; dans l'intervalle des époques menstruelles, la vision s'améliorait un peu, bien que la vue baissât peu à peu de cet œil.

La malade consulte M. Desmarres et M. Fano qui portent le diagnostic d'iritis et prescrivent l'atropine. Le traitement n'a aucun effet et la vue baisse de plus en plus. Elle se perd complètement en 1885, quelques mois avant la ménopause. Elle va consulter M. de Wecker qui lui fait une iridectomie, sans aucun bénéfice d'ailleurs.

A l'heure actuelle — juin 1891 — la malade se plaint surtout de douleurs vives, autour de l'orbite du côté droit, douleurs survenant par crises pendant le jour. La santé générale est bonne.

Examen : Œil droit, vision nulle, perçoit à peine la lumière, le globe est très dur, douloureux à la pression. Une iridectomie a été faite en haut.

A l'ophthalmoscope, l'œil est difficilement éclairable.
Flocons abondants du corps vitré. Irido-choroïdite.
L'œil gauche est sain et a toujours été excellent.

MÉNOPAUSE.

Les troubles oculaires observés à la ménopause dépen-
dent soit de l'état pléthorique général, soit de la sur-
charge nerveuse si évidente à cette époque de la vie fémi-
nine.

Brierre de Boismont a recueilli l'observation d'une malade de Boyer qui, à la ménopause, fut brusquement
frappée de cécité qui persista pendant quatre jours,
après lesquels tout rentra dans l'ordre. Boyer n'hé-
sita pas à attribuer cet accident à des phénomènes congestifs liés à la cessation du flux menstruel ; d'ailleurs, cette dame, qui, dans la suite ne fut sujette à
aucun trouble de la vision, resta pendant longtemps sous
le coup d'étourdissements fréquents.

Dans un cas de *Sichel,* il y eut iritis et glaucome.
Middlemore a observé une irido-choroïdite et *Galezows-*
ki, une névrite optique et une atrophie du nerf optique.
Ce dernier ophthalmologiste ainsi, du reste, que M. de
Wecker, a noté dans les irido-choroïdites de la méno-
pause la tendance au glaucome.

Pflüger a rapporté un cas d'asthénopie avec larmoie-
ment intense.

Higgens a publié neuf observations d'asthénopie qu'il
attribue avec raison à la ménopause : en effet, le changement de vie étant bien accompli, et toute velléité menstruelle ayant complètement cessé, les symptômes oculaires disparurent.

Eales, pour cette seule raison que l'asthénopie existe

en dehors de la ménopause, n'admet pas la manière de voir de Higgens ; nous croyons que l'argument n'est pas suffisant pour rejeter une opinion basée sur la clinique.

Geissler signale la fréquence relative du glaucome à la ménopause.

Collins rapporte un cas d'asthénopie à la ménopause.

Noblot donne une observation d'iritis séreuse.

Nous avons eu la bonne fortune de rencontrer à la consultation des Quinze-Vingts, un certain nombre de femmes chez qui la ménopause se compliquait de troubles oculaires. Nous ne reproduisons ici, que les observations qui nous ont paru les plus intéressantes.

OBSERVATION VI.

Sclérite liée à la ménopause.

Mme Marie J.., couturière, âgée de 46 ans, a été réglée à 15 ans et assez régulièrement depuis. Elle a eu un enfant, elle a fait une fausse-couche ; grossesse et suites de couches normales.

A chaque époque menstruelle, troubles oculaires, consistant en douleurs névralgiques périorbitaires plus ou moins intenses et quelquefois en légères conjonctivites.

Les deux yeux ont été pris, mais surtout le gauche. A 30 ans, métrite ayant duré un an. A 40 ans, douleurs rhumatismales ayant duré cinq ou six semaines.

Elle est actuellement arrivée à la ménopause ; elle perd très irrégulièrement à des dates très espacées, mais pendant assez longtemps. Pertes blanches dans l'intervalle. Elle n'a pas eu d'écoulement menstruel depuis deux mois. Elle se présente à la consultation le 4 novembre 1891. Depuis quatre semaines, elle souffre de névralgies faciales. Au côté externe de l'œil gauche, on voit un bouton d'un rouge vineux entouré d'une injection conjonctivale assez marquée.

Diagnostic : sclérite.

Le 7 novembre, pointes de feu sur la sclérotique.

Le 10 et le 20 novembre, même traitement.

Les céphalalgies et les névralgies persistent ; la sclérite ne semble pas améliorée.

Le 15 décembre, la malade revient à la consultation ; son état est considérablement amélioré, elle ne souffre plus de ses névralgies ; l'état de l'œil est très satisfaisant.

Le 20 décembre, l'œil est considéré comme guéri et la ménopause est aujourd'hui bien passée.

OBSERVATION VII.

Sclérite liée à la ménopause.

Mme Augustine D... est âgée de 52 ans. A été réglée à 18 ans et toujours très bien. La santé générale a toujours été satisfaisante, sauf quelques douleurs rhumatismales à 45 ans.

La malade s'est aperçue, il y a trois mois, qu'elle approchait de la ménopause. Très violentes céphalalgies durant encore, règles irrégulières. Il y a un mois, son œil gauche rougit, elle vient consulter le 22 mai 1891.

Un bouton de sclérite se trouve à l'angle externe de l'œil gauche ; une légère injection conjonctivale l'entoure.

Le 16 juin, injection conjonctivale très marquée, pointes de feu au galvano-cautère.

Le 23 juin, même traitement.

Le 30 juin, les troubles nerveux sont complètement passés, la malade n'a pas eu ses règles depuis près de trois mois, l'œil est très amélioré.

Le 20 juillet, la guérison est complète. La ménopause est passée.

Noterons-nous que tous les auteurs s'accordent à regarder la sclérite comme une affection essentiellement rhumatismale et que nos deux malades, de par leurs antécédents, ont certains droits à être appelées rhumatisantes.

OBSERVATION VIII.

Choroïdite séreuse liée à la ménopause.

Mme Rose V... est âgée de 5o ans.

L'apparition des règles a été très laborieuse : céphalalgies fréquentes et persistantes, troubles oculaires qui alors ont été assez longuement soignés (la malade ne peut fournir aucune indication à ce sujet), éruptions fugaces sur la moitié droite de la face. Au bout de 18 mois environ, la fonction est définitivement établie ; la malade avait alors 14 ans.

Bien réglée depuis ; de 25 à 3o ans, érysipèles très fréquents coïncidant toujours avec les époques menstruelles.

Santé toujours excellente, pas de syphilis, pas de rhumatisme.

La ménopause est arrivée il y a un an. A ce moment la vue se trouble du côté gauche, et cela de plus en plus. Il y a trois mois, l'état de la vue est resté stationnaire. Pas de douleurs oculaires. Céphalalgies fréquentes et pertes blanches très abondantes.

Le 10 juin 1891, nous examinons la malade.

L'ophthalmoscope nous montre une choroïdite séreuse avec flocons du corps vitré de l'œil gauche. La vision de cet œil est égale à 1/8. L'œil droit est sain.

Traitement : Iodure de potassium et injections vagi-
nales quotidiennes.

Le 20 juin, nous revoyons la malade et nous constatons une légère amélioration.

Depuis, nous n'avons plus revu la malade.

OBSERVATION IX.

Choroïdite hémorrhagique liée à la ménopause.

Mme Marie M.., 5o ans, sans profession.

Antécédents héréditaires nuls ; antécédents personnels pathologiques insignifiants. Elle jouit habituellement d'une bonne santé.

Réglée à 15 ans, pour la première fois, elle a toujours
été bien réglée depuis, quoique très abondamment. Elle
a eu trois grossesses qui se sont terminées par trois accouchements normaux.

Elle a eu, fin octobre, ses règles pour la dernière fois.
Elles ont duré quatre ou cinq jours et ont été assez abondantes. Depuis, elle n'a plus rien perdu ni en rouge ni
en blanc.

Il y a environ trois semaines, c'est-à-dire vers le 27
novembre, tout d'un coup, le matin en se levant, elle
s'aperçoit qu'un brouillard épais lui voile la vue de l'œil
gauche. Un point noir lui semble se déplacer avec les
mouvements de cet œil.

Depuis ce temps-là, pas de modification. Elle se décide
alors à venir à la consultation des Quinze-Vingts, le 17
décembre 1891.

A l'ophthalmoscope, impossible d'éclairer le fond de
l'œil gauche. Troubles du corps vitré, flocons abondants.

Traitement : Iodure de potassium.

Le 23 décembre 1891, la malade revient nous voir et nous constatons que les flocons du corps vitré sont bien moins abondants.

Le 26 décembre, la vue qui, jusque-là, lui paraissait s'éclaircir, s'est subitement brouillée le matin. Flocons du vitré abondants, impossible d'éclairer le fond de l'œil.

Le 19 janvier 1892, la vue est plus nette et bien moins voilée. A l'ophthalmoscope, on peut éclairer le fond de l'œil ; légers flocons du vitré.

Nous ne revoyons plus la malade que le 20 février ; la vue est presque revenue à la normale ; les flocons du vitré sont presque tous disparus.

Nous avons assisté là à l'évolution d'une choroïdite hémorrhagique qui s'est développée, la première fois, à l'époque menstruelle qui a suivi la ménopause et qui, à l'époque d'après, a eu comme une nouvelle poussée bien moins accentuée. La fonction étant définitivement supprimée, tout est rentré dans l'ordre.

OBSERVATION X.

Glaucome aigu à la ménopause.

Mme Caroline S...... est âgée de 45 ans. Sa mère est morte d'une maladie de cœur (hypertrophie) ; son père est mort d'une maladie de foie. Elle n'a jamais été malade.

Elle a eu ses premières règles à dix ans et demi, elle a toujours été bien réglée depuis, quoique peu abondamment. Ses dernières règles ont eu lieu fin novembre ; depuis elle a eu quelques pertes blanches. Souvent des céphalalgies et des vertiges.

L'époque de ses dernières règles est passée depuis dix

jours environ ; les phénomènes nerveux ont pris une plus grande intensité depuis ce moment.

Le 8 janvier 1892, l'œil droit rougit dans l'après-midi, douleurs péri-orbitaires assez intenses la forçant au repos.

Le 9 janvier, consultation chez un oculiste qui ne prescrit que des compresses boriquées.

Le 10, au réveil, douleurs atroces dans l'œil et la tête ; fièvre intense.

Le 12, l'oculiste qui a déjà vu la malade diagnostique un glaucome qu'il traite par un collyre à l'ésérine. Soulagement marqué.

Le 14 janvier, la malade se présente à la consultation des Quinze-Vingts.

Sa vision est presque nulle ; elle voit seulement les doigts à 25 centimètres. Ses douleurs sont moindres. A l'ophthalmoscope, fond de l'œil inéclairable.

L'œil est très dur. Nous prenons le champ visuel qui nous montre un rétrécissement assez marqué du côté nasal. On continue le collyre à l'ésérine.

La malade revient le 19 janvier, allant beaucoup mieux.

Le 23, plus de douleurs, tension de l'œil droit normale.

Le 26, la malade est complètement guérie. Nous ne la revoyons plus.

Dans ce cas, nous nous demandons si cette attaque de glaucome ne serait pas sous la dépendance de l'hypertension vasculaire qui est le fait de la ménopause. Il nous paraît bien vraisemblable qu'il y ait une relation de cause à effet entre la poussée glaucomateuse de l'œil droit, c'est-à-dire l'hypertension oculaire et l'hypertension intra-vasculaire née de la suppression de cette saignée périodique déversant mensuellement hors de l'or-

ganisme féminin une quantité de sang souvent considérable.

OBSERVATION XI.

Hémianopsie temporale à la ménopause.

Cécile Le F., couturière, 54 ans, a été réglée pour la
première fois à l'âge de 12 ans et toujours très régulièrement depuis.

Elle a eu huit enfants ; le premier accouchement aurait
été suivi d'un léger accès de folie puerpérale qui a duré
quelques jours ; les autres couches ont été normales.

La ménopause est survenue il y a trois ans, et s'est
passée sans que la malade souffre à proprement parler.

Les deux premières époques où les règles ont man-
qué n'ont été signalées que par quelques céphalalgies.
Quatre mois après la ménopause, un matin en se levant,
elle s'aperçoit qu'elle ne voit plus à sa droite. En fer-
mant l'œil gauche elle ne voit plus que la moitié des
objets.

Le troisième jour, violente céphalalgie le matin, qui
passe à la fin de la journée. Elle a été soignée par M. de
Wecker qui lui fait pendant trois mois des injections
quotidiennes de strychnine, mais sans aucun succès.

Actuellement, 25 septembre 1891, nous nous trouvons
en présence d'une femme forte, à l'aspect robuste, très
bien portante. Les artères paraissent normales. Pas de
rhumatisme. Pas de syphilis.

Nous prenons le champ visuel : la moitié temporale
du champ visuel de l'œil droit a complètement disparu ;
au centre seulement la vision est conservée dans un rayon
de 5°.

Aucune lésion ophthalmoscopique.

Notre savant maître M. le Dr Chevallereau dans le
service duquel d'ailleurs cette observation a été prise, a
observé et publié deux cas d'hémianopsie consécutive à
des hémorrhagies utérines. M. Chevallereau, se deman-
dait s'il ne s'était pas fait des coagulations sanguines
dans les branches des artères cérébrales se distribuant
à la portion encore inconnue de l'écorce cérébrale qui
préside aux fonctions visuelles, soit plus tôt à la bande-
lette optique gauche (hémianopsie droite). Ici l'hypothèse
d'hémorrhagie cérébrale minime nous semble très vraisemblable, la tension intravasculaire étant exagérée par
suite de la suppression du flux menstruel ; de plus, elle
explique pourquoi l'hémianopsie se trouve limitée à un
œil.

L'observation suivante — dont nous avons trouvé le début dans les cartons de la clinique des Quinze-Vingts —
est à rapprocher de la précédente.

OBSERVATION XII.

Hémianopsie temporale à la ménopause. Atrophie optique.

Berthe P. est âgée de 41 ans. Bien portante, elle n'a
eu, dans sa jeunesse, que des conjonctivites et des blépharites. Réglée à treize ans pour la première fois, la
fonction s'est établie sans aucun trouble ; elle a toujours
été très bien réglée. Pas de rhumatisme, pas de syphilis.

A 32 ans, les règles cessent ; la malade éprouve de la
surdité, des palpitations, à l'époque où devaient arriver
les règles qui ont fait défaut. Ces phénomènes passent
d'ailleurs rapidement.

Trois ou quatre mois après la cessation des règles, la
malade s'aperçoit que la vue baisse et qu'elle n'est plus

aussi étendue. Elle vient deux mois après consulter M. Fieuzal, qui constate une hémianopsie temporale et de l'atrophie grise au début.

Traitement : Quatre grammes d'iodure de potassium par jour.

La vue s'améliore ; l'hémianopsie persiste. On fait des piqûres de strychnine ; on emploie l'électricité ; le tout à des intervalles fixes pendant environ quatre ans.

Depuis deux ans, son état s'aggrave. L'œil droit distingue à peine le jour de la nuit. L'œil gauche avec des verres, peut lire. Les pupilles, un peu dilatées, réagissent.

A l'ophthalmoscope, mai 1891, double atrophie optique.

Cette observation nous montre le même tableau symptomatique que le précédent ; mais le temps écoulé depuis le début est bien plus considérable ; aussi l'hémianopsie est-elle accompagnée de l'atrophie optique qui en est la terminaison habituelle.

Pour être complet, après avoir signalé les méfaits de la ménopause, nous devons dire qu'on l'a vue exercer une heureuse influence sur l'organisme de la femme. D'après *Raciborski*, la ménopause aurait parfois produit une notable amélioration de la vue et de l'ouïe. Nous ne pouvons que redire ici ce que l'observation de Santos-Fernandez nous a suggéré à propos de la puberté.

MENSTRUATION ANORMALE.

Plus fréquents et plus variés encore sont les troubles oculaires dont l'origine se trouve dans une menstruation anormale et pathologique. Suivant le plan précédemment exposé nous allons successivement les passer en revue, qu'ils soient causés par des troubles menstruels que nous pourrions appeler chroniques, tels que l'aménorrhée et la dysménorrhée, ou que leur cause réside dans des accidents de la menstruation, nous voulons parler de la suppression brusque des règles, et de leur trop grande abondance, c'est-à-dire des ménorrhagies.

AMÉNORRHÉE.

On observe fréquemment chez les aménorrhéiques de l'affaiblissement de la vue, de la photophobie, de l'asthénopie, troubles qui annoncent une congestion intra-oculaire. Il n'est pas rare alors de voir la vue disparaître tout d'un coup en totalité ou en partie par suite d'une apoplexie de la choroïde et de la rétine. Parfois même de plus graves désordres éclatent dans l'appareil oculaire. Sous quelle influence se produisent ces accidents ? On est parfois bien embarrassé pour en déterminer exactement la genèse, d'autant plus que souvent un état général plus ou moins défectueux assombrit le tableau. Avec la plupart des auteurs qui ont étudié cette question, nous croyons que l'aménorrhée est souvent la grande cause, pour ne pas dire la seule, de ces troubles oculaires parfois très graves, toujours rebelles, qui affligent périodiquement, presque chroniquement, l'organe de la vision de la jeune fille ou de la femme aménorrhéique. Nous ne voulons pas citer en détail toutes les observations que la littérature médicale nous fournit, le cadre de ce modeste travail ne nous le permet pas. Nous donnerons simplement une idée de la fréquence et de la multiplicité des troubles oculaires causés par l'aménorrhée par le très rapide exposé des cas les plus saillants rapportés par les auteurs.

Jungken rapporte le cas d'un jeune et forte servante non réglée qui, toutes les quatre semaines exactement, souffrait d'une violente inflammation des deux yeux. Cette inflammation se terminait chaque fois par un violent afflux de sang dans les yeux, par des larmes de sang, ce qui durait le plus souvent des heures.

Brierre de Boismont raconte l'histoire de la femme d'un tambour de la 12ᵉ légion qui n'avait jamais été réglée ; elle souffrait tous les mois d'une tuméfaction et d'une inflammation considérables de l'angle interne des deux yeux. En quatre jours tout rentrait dans l'ordre.

On doit à *Fischer* une belle observation d'hématome de l'orbite causé par la suppression absolue et permanente des règles.

Colosimo a vu, chez une jeune fille aménorrhéique, n'ayant été réglée que deux fois, des hémorrhagies cutanées et oculaires remplacer le flux menstruel. Le corps vitré en était le siège de prédilection.

Cooke a laissé l'observation d'une jeune fille affectée d'aménorrhée présentant un double ptosis palpébral qui cessait dès qu'on parvenait à ramener le flux menstruel et qui devint de plus en plus léger et moins fréquent à mesure que la menstruation devint plus régulière.

Walther a vu des hémorrhagies intra-oculaires remplacer tous les mois les règles supprimées. On sait que le professeur Panas a caractérisé d'un mot heureux ces hémorrhagies oculaires si évidemment liées à la menstruation : les assimilant aux hémorrhagies supplémentaires de la muqueuse nasale, l'éminent professeur de clinique ophthalmoiogique les appelle *épistaxis oculaires*.

Tyrrel a donné l'observation d'une hémorrhagie de la chambre antérieure qui reparut plusieurs fois à intervalles menstruels. On provoqua la menstruation et tout rentra dans l'ordre.

Danthon a observé à la clinique de Desmarres une hémorrhagie rétinienne chez une jeune femme qui ne perdait pas de sang à l'époque de ses règles.

Larrieu a également noté des hémorrhagies rétiniennes dans l'aménorrhée.

Baud donne l'observation d'une amblyopie par hyperhémie cérébrale, suite d'aménorrhée. La fonction put être rétablie et la guérison s'en suivit.

Chiralt a publié un cas d'anesthésie rétinienne causée par une aménorrhée complète. L'électricité et surtout le rétablissement de la fonction menstruelle amenèrent la guérison.

Rémy a observé une atrophie choroïdienne due à l'aménorrhée.

Galezowski également a observé des atrophies choroïdiennes avec ou sans iritis, qu'améliorait plus ou moins le rétablissement de l'écoulement menstruel. Le même auteur a très bien étudié la névrite optique aménorrhéique. Il en distingue plusieurs variétés : névro-rétinite binoculaire ou monoculaire dont il donne trois observations ; névrite optique sans rétinite plus souvent monoculaire comme dans l'observation qu'il rapporte ; névrite optique double, très rare, dont l'auteur a observé un cas avec le professeur Peter.

Kohn a recueilli à la clinique de Galezowski une observation d'amblyopie sans lésion ophthalmoscopique et due à l'aménorrhée.

Tanguy a noté l'asthénopie dans l'aménorrhée.

Rampoldi a publié une observation de kératite vasculaire à répétition causée par l'aménorrhée.

Chez trente aménorrhéiques, *Kay* a constaté des troubles visuels, et est convaincu que l'amblyopie, en l'absence de lésions oculaires, devrait chez les jeunes sujets être le plus souvent attribuée à cette cause. On note parfois en même temps des congestions de la papille, des hyperémies rétiniennes et des troubles des muscles accommodateurs.

Gand a observé aux Quinze-Vingts une hémorrhagie de la papille avec aménorrhée absolue.

Oursel a vu survenir dans l'aménorrhée des conjonctivites phlycténulaires à rechute et une névrite optique qui put être guérie.

Power a vu l'aménorrhée occasionner des iritis séreuses, des hémorrhagies rétiniennes, des névrites optiques et de l'amaurose. Il pense que les troubles de la menstruation agissent, soit directement par l'influence du sang retenu dans l'organisme, soit par action réflexe sur le système nerveux.

Nous devons à notre ami Bastide l'observation suivante qui est celle d'une aménorrhéique affectée d'iritis.

Observation XIII.

Iritis et aménorrhée.

Mme Georgina T..., âgée de 32 ans, a eu une jeunesse maladive. Les premières règles ont paru à l'âge de 16 ans, elles s'établissent difficilement, courbatures, céphalalgies, rachialgies. A ce moment, les yeux rougissent, ne peuvent supporter la lumière ; la malade consulte un oculiste qui porte le diagnostic de kératite phlycténulaire.

Mariée à 20 ans, Mme T... a eu trois enfants, tous actuellement bien portants. Les grossesses ont été très fatigantes. Il y a deux ans, elle fait une fausse couche ; douleurs abdominales vives, la malade est obligée de s'aliter pendant un mois, elle a de la fièvre. Longtemps encore elle reste très faible. Pendant trois mois les règles ne reviennent pas ; le quatrième mois, au moment où elle croyait voir apparaître le flux menstruel, elle éprouve des maux de tête intenses, se plaint de courbatures. Mais cet état maladif dure quelque temps sans aucun résultat. Une nuit la malade est réveillée par de vives douleurs dans l'œil droit ; le matin son œil est rouge ; elle voit un peu trouble, elle se plaint de douleurs périorbitaires intenses. Un médecin consulté prescrit des sinapismes aux jambes et des sangsues à la partie supéro-interne des cuisses. Deux jours après, les règles apparaissent, les maux de tête passent en quelques heures ; l'inflammation de l'œil, soigné d'ailleurs avec un collyre, cesse complètement, mais la vue reste un peu trouble de ce côté. Dès ce moment, la santé paraît s'améliorer.

Il y a deux mois, à la suite de grandes fatigues au dire de la malade, les règles ne reviennent pas. Céphalalgies, vertiges, insomnies. En même temps, l'œil gauche rougit fortement ; la vue de cet œil se trouble, puis l'inflammation semble s'atténuer pour recommencer, il y a un mois, quand l'époque menstruelle arrive. Actuellement, 16 avril 1891, la malade attend ses règles dont le début aurait dû être arrivé depuis deux ou trois jours. L'œil gauche est rouge, douloureux ; la vue est brouillée.

A l'examen :

Œil droit. Iritis anciennes, synéchies.

Œil gauche. Injection périkératique, douleurs spontanées et à la pression. Synéchies. Iris décoloré et terne. Dépôts sur la cristalloïde antérieure.

Traitement. Collyre à l'atropine.

La malade, qui partait pour la campagne, ne s'est plus présentée à la consultation.

DYSMÉNORRHÉE.

Au même titre que l'aménorrhée, la dysménorrhée prétend à une place dans l'étiologie des affections oculaires de la femme. Le mécanisme de son action est complexe et varie avec la cause qui la produit.

La dysménorrhée, en effet, peut dépendre d'un état général plus ou moins grave, tel que l'anémie, la scrofule. Quelquefois une diathèse préexiste. Alors, en vertu du principe établi par Puech, nous verrons les troubles oculaires de la jeune femme dysménorrhéique avoir le cachet le plus net de la scrofule, de l'anémie. C'est dans ces cas que nous observerons des blépharites ciliaires, des conjonctivites phlycténulaires, des kératites interstitielles. Elle peut aussi dépendre de lésions diverses des organes génitaux, et alors à quelque affection que succèdent les troubles oculaires, nous nous trouverons toujours en présence d'une affection secondaire de l'appareil visuel d'ordre réflexe, soit que la fonction de l'œil soit seule atteinte, et alors on ne pourra souvent constater aucune altération pathologique, soit qu'il en résulte des troubles circulatoires qui, eux, peuvent amener diverses lésions. Le type des accidents de la première sorte est l'amblyopie réflexe, affection relativement rare, dans laquelle l'ophthalmoscope ne révèle aucune lésion et qui presque toujours se termine par la guérison complète ou à peu près complète. A un degré moins prononcé, on a l'asthénopie anciennement décrite sous le nom de kopiopie hystérique. Les troubles circulatoires comprennent les différentes sortes de choroïdites, le glaucome, les hémorrhagies intra-oculaires et leurs diverses complications. Souvent, ces troubles aboutissent à une névro-rétinite, à une névrite optique, à une atrophie optique. On a observé aussi des cas de névrite rétro-bulbaire.

La dysménorrhée est presque de règle dans l'hystérie. Dans ce cas, il n'est pas aisé de rendre à César ce qui est à César, de déterminer quelle est la part respective de la dysménorrhée et de l'hystérie dans l'amblyopie, dans l'amaurose observée. Les muscles de l'œil ont été souvent atteints : blépharospasme, diplopie, paralysies diverses, ont été plus d'une fois observés.

On le voit, ici encore, le champ est vaste et la moisson abondante.

Denis a observé de l'irido-choroïdite liée à de la dysménorrhée.

J. Hardwicke a décrit un cas d'amaurose chez une jeune fille de seize ans à la menstruation irrégulière et douloureuse et sans nul doute hystérique.

Buffé a observé deux cas de kératite parenchymateuse

diffuse chez des jeunes filles dysménorrhéiques et lympha-
tiques.

Kœnig donne l'observation d'une iritis séreuse ancien-
ne à poussées glaucomateuses à chaque époque menstruelle chez une femme dysménorrhéique.

Powley a publié une série de vingt observations pour
prouver les rapports qui existent entre les maladies utérines et les troubles oculaires. Il y avait de la dysménorrhée dans la plupart des cas, mais ici dysménorrhée pu-
rement symptomatique.

Oursel a noté de la congestion des vaisseaux rétiniens.

Pascal a observé chez une jeune fille nerveuse et dysménorrhéique, de la xénoménie par les conjonctives.

Nous n'avons jamais eu l'occasion d'observer des troubles oculaires liés à la dysménorrhée. Notre maître,
M. Trousseau a eu la bonté de nous communiquer l'histoire très intéressante d'une de ses malades : Nous la
transcrivons ici.

OBSERVATION XIV.

Communiquée par M. TROUSSEAU.

Iritis cataméniale chez une dysménorrhéique.

Mlle D.., 17 ans, a été réglée pour la première fois à
quinze ans. Dès cette époque, règles difficiles, irrégulières, douloureuses. La première fois que les règles ont
paru, elle a remarqué une rougeur de l'œil gauche à laquelle elle n'a pas attaché d'importance. Les deuxièmes,
troisièmes, quatrièmes et cinquièmes règles ont été très
irrégulières et n'ont paru qu'avec des retards de deux ou
trois mois ; elles n'ont pas été accompagnées de phénomènes oculaires.

A partir de l'âge de 16 ans, les règles se sont montrées environ toutes les cinq ou six semaines et toujours chaque époque a été annoncée cinq ou six jours avant l'apparition du flux sanguin par des poussées d'iritis restées méconnues, malgré rougeur et douleur, mais faciles à retrouver à cause de la présence de nombreuses synéchies.

Au moment où la malade est observée, elle attend ses règles et est en proie à une iritis de l'œil gauche des plus manifestes. L'œil droit est sain, et Mlle D.. nous dit n'avoir jamais eu à s'en plaindre. Le flux menstruel apparaît ; six jours après, toute trace d'inflammation a disparu. Le traitement prescrit avait été le suivant : collyre à l'atropine, sulfate de quinine.

La malade était d'autre part traitée pour des flueurs blanches, des douleurs ovariennes et autres troubles de l'appareil génital.

Mlle D.., revue après six et treize semaines, toujours aux environs de la période menstruelle et avant le début de l'écoulement sanguin, a toujours présenté des phénomènes très nets d'iritis. Elle a renoncé à consulter à chaque atteinte, sachant qu'elle doit, au moment critique, faire un large usage de l'atropine,

SUPPRESSION BRUSQUE DE LA MENSTRUATION.

Wander-Wiel (1758) a connu la fille d'un matelot à qui le sang coulait goutte à goutte de ses paupières en guise de larmes, lorsque ses règles cessaient.

Mailhot a publié, dans le *Journal de médecine, de chirurgie et de pharmacie*, d'avril 1763, l'observation d'une jeune fille qui perdit la vue à la suite d'une suppression brusque de ses règles. Cette cécité dura quatre

ans et ne disparut qu'avec l'apparition de la menstruation.

Les manuscrits de *Boerhave* nous fournissent une
observation intitulée : Suppression des règles, amaurose
unilatérale, phénomènes hystériques.

Bécherel le jeune a relaté, dans le *Journal de médecine et de chirurgie*, de janvier 1775, un cas de cécité à la
suite de suppression brusque des règles. Guérison avec
leur réapparition.

Galezowski, à propos d'un cas d'amaurose cérébrale
double due à la suppression de l'époque menstruelle, a
étudié les causes et la pathogénie de ces sortes d'accidents. Les différents stades de l'affection sont, d'abord
de la congestion, ensuite dilatation des capillaires et
compression de la substance nerveuse, sa légère infil-
tration amenant la cessation de ses fonctions. La résorp-
tion amènerait le rétablissement complet de la vue et
serait d'autant plus rapide qu'un traitement approprié
ramènerait plus vite le flux supprimé. Dans les cas où
il y aurait rupture des capillaires, un épanchement sanguin se formerait qui rendrait la guérison plus problé-
matique.

Le même auteur a observé une névrite optique double
qu'il attribue à une hémorrhagie méningée ayant débuté vers la protubérance ; le sang se répandant successivement vers les parties antérieures du cerveau a amené,
quand le chiasma a été envahi, une névrite optique et
une cécité consécutive.

Galezowski a aussi observé des rétinites apoplectiques
et exsudatives.

Danlos cite le cas d'une jeune fille chez qui la suppression des règles, à la suite d'un bain froid, amena une
pigmentation noire des paupières. La menstruation

rétablie au bout de quatre mois, la pigmentation diminua, mais ne disparut qu'à la longuue.

Simonin a noté une hémorrhagie rétinienne.

Samelsohn rapporte le cas d'une jeune fille qui, lavant dans un ruisseau pendant qu'elle avait ses règles, les vit s'arrêter immédiatement. Le soir douleurs périorbitaires et le lendemain matin amaurose absolue. Rien à l'ophthalmoscope. Le retour des règles eut lieu après sept semaines et amena le rétablissement complet de la vue.

Dans les mêmes circonstances, *Daguenet* a vu survenir une kératite suppurative des deux cornées, qu'il attribue au trouble circulatoire résultant de la suppression menstruelle.

Mooren a constaté une névro-rétinite double avec décollement de la rétine.

Liebreich, *Coursserant*, *Desmarres* ont noté des apoplexies de la rétine ou des gaines du nerf optique.

Rampoldi a vu une névrite rétro-bulbaire.

Thaon, *Lerat*, *Teillais* ont observé des iritis séreuses.

Nous avons été assez heureux pour observer une malade chez qui la suppression brusque des règles occasionna une scléro-choroïdite.

OBSERVATION XV.

Scléro-choroïdite causée par la suppression brusque du flux menstruel.

Mme Blanche R... est âgée de 29 ans. Elle n'a jamais été malade pendant son enfance. Elle a eu deux attaques de rhumatisme articulaire aigu, l'une à l'âge de 13 ans, qui dura un mois ; l'autre à 21 ans, qui dura trois mois.

A part cela, santé excellente. Céphalalgies fréquentes, constipation habituelle.

Les premières règles ont eu lieu à 14 ans ; elle a toujours été bien réglée. Deux accouchements normaux. Jamais de maux d'yeux.

Il y a quatre mois, huit jours environ après avoir sevré son dernier enfant, elle ressentit des démangeaisons dans l'œil droit et des douleurs dans le côté correspondant de la tête. La vision n'était pas altérée, pas de photophobie. L'œil était un peu rouge et on distinguait dans l'angle externe un bouton à sommet jaunâtre entouré d'un lacis de veines bleues. La malade se soigne simplement avec des compresses de camomille ; avec ce traitement anodin, l'affection se passe en quelques jours. Céphalalgies pendant une quinzaine de jours. Le mois suivant les règles apparaissent pour la première fois. Depuis ce temps, à chaque période menstruelle, le flux sanguin apparaît normal en quantité et en qualité.

Il y a trois jours, les règles ayant débuté la veille, Mme Blanche R..... se lève pendant la nuit et marche nu-pieds sur un carrelage de grès très froid. Le matin elle ressent un léger mal de gorge et ses règles s'arrêtent aussitôt. Elle s'aperçoit dans la journée qu'elle voit trouble de l'œil droit ; elle ne ressent aucune douleur ; photophobie assez intense.

Actuellement, le 2 juillet 1891, la malade, d'une constitution robuste, paraît se bien porter, elle ne se plaint d'aucune douleur dans la tête.

L'œil droit est rouge, injection périkératique légère. La pupille un peu contractée réagit cependant très bien à la lumière. Pas de changement de coloration de l'iris. On distingue à la partie supéro-interne, à deux ou trois millimètres du bord scléro-cornéen, une bosselure de la

4

sclérotique recouverte par une conjonctive très vasculа-
risée. En faisant disparaître par la pression l'injection
conjonctivale on trouve encore un lacis de veines bleuâtre appartenant à la sclérotique. Le bouton est légèrement douloureux à la pression.

A l'ophthalmoscope, trouble léger du corps vitré ;
légère congestion de la papille.

L'œil gauche est absolument sain et intact.

Traitement : pointes de feu sur la conjonctive. Lo-
tions boriquées. Iodure de potassium.

Quinze jours après, nous revoyons la malade très
améliorée ; depuis nous n'en avons plus eu de nouvel-
les.

Nous rapprochons de cette observation la suivante que
nous avons trouvée dans les cartons de la clinique des
Quinze-Vingts.

OBSERVATION XVI.

Décollement de la rétine. Suppression brusque des règles.

Mme Marie B..., 35 ans, se présente à la consultation
en mai 1886. Elle a toujours joui d'une santé excellente ;
pas d'enfant.

Il y a huit ans, subitement, à la suite d'une émotion
très vive, ses règles cessent, et la vue de l'œil gauche
baisse en même temps d'une façon considérable. Maux
de tête fréquents.

A l'ophthalmoscope, on trouve un décollement de la
rétine à la partie inférieure.

Vision : Œil droit avec $+ 0.75 = 1.$

Œil gauche $= 1/10$.

MÉNORRHAGIES.

Nous avons étudié les troubles oculaires dans la menstruation normale, dans la menstruation pathologique, dans la suppression brusque de la menstruation, nous allons maintenant dire un mot des affections de l'œil causées par une menstruation profuse, c'est-à-dire par les ménorrhagies et les métrorrhagies.

De Graefe, étudiant la cause de la cécité survenant subitement à la suite d'hémorrhagies abondantes d'origine quelconque, l'attribue à la formation d'une névrite rétrobulbaire.

Samelsohn, de Cologne, établit une distinction clinique entre les pertes sanguines considérables et les hémorrhagies moyennes ou faibles. Dans le premier cas, suivant cet auteur, il se produit rapidement une anémie cérébrale, les vaisseaux se vident pour ainsi dire. Il y a alors appel de liquide céphalo-rachidien dans la cavité crânienne et ce liquide pénètre entre les deux gaines du nerf optique, s'y accumule et détermine la cécité par compression du tronc nerveux. S'agit-il, au contraire, d'une hémorrhagie peu considérable, la cécité ne se produit que quelques jours après, et il faut admettre alors l'existence de lésions cérébrales qui sont plus tard la cause de l'hémorrhagie et de la perte de la vision.

Abadie repousse l'opinion de de Graefe et admet l'explication donnée par Samelsohn.

Landesberg rapporte l'observation d'une femme qui, à une époque menstruelle, eut une ménorrhagie extrêmement abondante. Quelques jours après, elle s'aperçoit qu'elle voit à peine de l'œil droit, qui resta complètement perdu, malgré tout traitement. Les artères de la papille étaient très minces, et il y avait un reflet bleuâtre au centre de la papille.

Hortsmann a vu une névro-rétinite avec de nombreuses hémorrhagies rétiniennes chez une jeune femme qui avait eu une forte métrorrhagie après un avortement.

D'après *Ziegler*, les lésions de l'œil dans les amauroses consécutives aux hémorrhagies seraient celles des dégénérescences ischémiques sans altération inflammatoire. Ce processus dégénératif serait dû à une diminution locale de la circulation sanguine, par suite de la contraction vasculaire due à l'anémie.

Cohn divise en trois catégories les troubles oculaires qui peuvent se rencontrer après les ménorrhagies et les métrorrhagies. C'est d'abord de l'anémie rétinienne : le fond de l'œil est pâle, artères et veines peu apparentes et se distinguant difficilement. La fluidité du liquide sanguin appauvri, l'hydrémie peut donner lieu à une névro-rétinite et même à une névro-rétinite hémorrhagique avec hémorrhagies rétiniennes. Enfin, on peut aussi observer des amblyopies et des amauroses d'origine nerveuse. Cohn mentionne aussi la compression hydropique du nerf optique, suivant l'hypothèse de Samelsohn, compression qui peut amener une atrophie plus ou moins complète.

M. *Chevallereau* a publié deux cas d'hémianopsie consécutive à des hémorrhagies utérines : nous en avons parlé à propos de notre observation XI.

Il ne nous a pas été donné d'observer de troubles oculaires causés par des ménorrhagies ou des métrorrhagies : ces troubles semblent d'ailleurs être plus rares que ceux dont nous avons parlé précédemment.

TRAITEMENT DES TROUBLES OCULAIRES CAUSÉS PAR LA MENSTRUATION.

Nous devons parler du traitement des troubles oculaires auxquels cette étude est consacrée. Nous serons bref et nous nous tiendrons dans les généralités, sans quoi nous serions obligé de passer en revue toute la thérapeutique oculaire.

En présence d'une malade chez qui la menstruation aura été reconnue être la cause d'une affection oculaire, trois grandes, trois seules indications sont à remplir. Premièrement, on devra agir localement sur l'œil malade et lutter contre l'affection par tous les moyens dont dispose l'ophthalmologie. En second lieu, il faudra porter toute son attention sur les troubles menstruels et les combattre énergiquement. Le traitement local, si cette indication était négligée, serait fatalement voué à l'impuissance, et la maladie se reproduirait avec une ténacité remarquable si l'on négligeait d'en supprimer la cause. Enfin très souvent la femme, dont la menstruation est irrégulière ou douloureuse ou absente, est une femme malade, qu'elle soit rhumatisante, scrofuleuse, anémique ou hystérique. Comme telle, elle devra être traitée.

Ainsi devront être traités, pensons-nous, les troubles oculaires causés par la menstruation.

CONCLUSIONS.

De tout ce qui précède nous concluons :

1° La menstruation a droit à une place dans l'étiologie de certaines affections oculaires.

2° Ces troubles oculaires peuvent survenir à chacune des étapes de la vie sexuelle de la femme, à la puberté, au cours de la menstruation établie, à la ménopause, ou dans les états pathologiques de la menstruation, dans l'aménorrhée et la dysménorrhée, ou dans les accidents de la menstruation, dans la suppression brusque des règles et dans les ménorrhagies.

3° Ils peuvent affecter toutes les parties de l'appareil visuel, revêtir des formes cliniques extrêmement variées et justifier un pronostic parfois très grave.

4° Le traitement sera local et général ; il doit surtout s'appliquer, sous peine d'échec, à améliorer l'état de la menstruation.

INDEX BIBLIOGRAPHIQUE

—

E. ARENS. — Contribution à l'étude des névroses réflexes du nerf optique : cas d'amblyopie survenue dans le cours d'une périmétrite chronique. *Bulletin de la Société médicale du grand-duché de Luxembourg*, 1878, p. 21.

ABADIE. — Considérations théoriques et pratiques sur certaines formes de cécité subite. *Union médicale*, 1874, p. 189 et p. 197.

BÉCHEREL LE JEUNE. — Cécité à la suite de suppression brusque des règles. Guérison avec leur réapparition. *Journal de médecine et de chirurgie*, janvier 1775.

BRIERRE DE BOISMONT. — De la menstruation. Paris, 1842.

BAUD. — Des amblyopies sans lésion à l'ophthalmoscope. Thèse de Paris, 1873.

BERTHIER. — Des névroses mensuelles. *Gazette Hebdomadaire*, 20 février 1874.

BARIÉ. — Etude sur la ménopause. Thèse de Paris, 1877.

BUFFÉ. — Contribution à l'étude de la kératite parenchymateuse diffuse. Thèse de Paris, 1877.

BAUMEISTER. — Ueber einige zur Gynäkologie in Beziehung stehende Augenerkrankungen. *Berliner klinische Wochenschrift*, 1876, p. 688.

BERNHEIM. — Amaurose hystérique. Congrès de l'Association française pour l'avancement des sciences, Nancy, 1886. *Revue générale d'ophthalmologie*, 1886, p. 414.

BARBAQUER. — Hémorrhagias neuropaticas y amblyopia hysterica. *Bulletin de la Clinique ophthalmologique de Santa-Cruz*, 1886, p. 129.

BRAILEY. — Rapidly occurring blindness and complete ophthalmoplegia on one side, hysterical. *Opht. Soc. of the united king. Ophthalmic Review*, 1886, p. 337.

CARCASSONNE. — Troubles nerveux liés à un état physiologique ou pathologique de l'utérus. Thèse de Paris 1866.

COOKE. — Ptosis des deux paupières supérieures coïncidant avec une aménorrhée. *London medic. Society*, 1855.

CHIRALT. — Anesthésie rétinienne absolue. Troubles menstruels graves. Surdi-mutité, aphonie, nystagmus et blépharospasme. Guérison par les courants induits. *Cronica ophthalmologica*, 1874.

COURSSERANT. — Choroïdite antérieure. Thèse de Paris, 1877.

COURSSERANT. — Choroïdite séreuse à répétition. *Bulletin et mémoires de la Société de médecine pratique*, 1885.

CAUDRON. — Des affections du tractus uvéal dans leurs rapports avec les troubles de la vie sexuelle chez la femme. *Gazette des hôpitaux*, 1878, p. 859.

COLLINS. — Asthénopie accommodative pendant la lactation, *The Lancet*, novembre 1886.

COGNET. — Considérations sur les hémorrhagies profuses et spontanées du fond de l'œil chez les adolescents. Paris, 1885.

S. COHN. — Uterus und Auge. Wiesbaden, 1890.

CROSS. — Larmes de sang. *Opht. Society of united Kingdom*, 11 décembre 1890.

CHEVALLEREAU. — Sur l'hémianopsie consécutive à des hémorrhagies utérines (deux cas). *France médicale*, 23 mai 1890.

CHATELOT. — Contribution à l'étude de l'iritis séreuse. Thèse de Paris, 1891.

DANTHON. — Essai sur les hémorrhagies intraoculaires. Thèse de Paris, 1864.

DENIS. — Nature et traitement de certaines formes d'irido-choroïdites. Thèse de Paris, 1874.

DANLOS. — Menstruation et éruptions. Thèse de Paris, 1874.

DAGUENET. — Kératite suppurative grave consécutive à la suppression des règles. *Recueil d'ophthalmologie*, juillet 1876.

DEHENNE. — Rapports pathologiques de l'œil et de l'utérus. *Annales de gynécologie*, septembre 1879.

DAMALIX. — Des larmes de sang. *Archives d'ophthalmologie*, 1882, p. 429.

DUBOYS. — Paralysie de l'accommodation avec amblyopie de cause hystérique. *Bulletin des Quinze-Vingts*, juillet-septembre 1883.

DOR. — Deux cas d'affections oculaires dépendant des troubles de la menstruation. *Société française d'Ophthalmologie*, janvier 1884.

DENIAU. — Influence des maladies de l'appareil utéro-ovarien sur le système oculaire de la femme. *Revue générale de clinique*, 20 septembre 1888.

DENIAU. — De l'influence génitale en pathologie oculaire. *Revue générale de Clinique*, 9 août 1888.

EALES. — Asthénopie à l'époque critique. *British med. Journal*, 26 octobre 1878.

FÖRSTER. — Beziehungen der Allgemeinleiden und Organerkrankungen zu Veränderungen und Krankheiten des Sehorgans. *Graefe-Saemisch, Handbuch der Angenheilkunde*, Band VII, 1877.

FITZGERALD. — On the connexion between disease of the eye and affections of the sexual organs in females. *Lancet*, 1883, I, p. 456.

FINKELSTEIN. — On sensory disorders in diseases and on changes of the field of vision in menstruation. Dissertation. Petersburgh, 1887. *Ophthalmic Review*, VI, n° 73, 1887.

FANO. — Asthénopie : un point peu connu de cette affection. *Journal d'oculistique*, 1890, p. 141.

GUÉPIN FILS. — Hémorrhagie dans la chambre antérieure supplémentaire du flux menstruel. *Journal de médecine de Bordeaux*, 1861, p. 354.

GALEZOWSKI. — Amaurose cérébrale double, due à la suppression de l'époque menstruelle. Guérison. *Gazette des hôpitaux*, 1864.

GALEZOWSKI. — Des affections oculaires consécutives à la suppression des règles. *Recueil d'ophthalmologie*, 1875, p. 41.

GEORGEON. — Rapports pathologiques de l'œil et des organes génitaux. Thèse de Paris, 1880.

GEISSLER. — Des affections oculaires plus spéciales au sexe féminin. *Berlin. klin. Wochen.*, 20 septembre 1880.

GAND. — Hémorrhagie de la papille avec aménorrhée absolue. *Bulletin de la Clinique nationale des Quinze-Vingts*, janvier-mars 1886.

GIRAUD. — Du blépharospasme et de son traitement. Thèse de Lyon, 1889.

GONTARD. — Des hémorrhagies spontanées de l'appareil de la vision chez les adolescents. Thèse de Paris, 1891.

GENDRON. — Quelques cas d'affections oculaires d'origine utérine. Thèse de Paris, 1890.

JUNIUS HARDWICKE. — Cas d'amaurose hystérique. *British med. Journ.*, 6 mai 1876, p. 562.

HIPPOCRATE, Édition de Littré, Paris, 1839. — Prénotions coaques. De la nature de la femme.

HUTCHINSON. — De l'influence du système sexuel sur la nutrition de l'œil. Leçon faite à Moorfield. *Annales d'oculistique*, 1877, t. I, p. 47.

CH. HIGGENS. — Asthenopia occurring in women about the climacteric period. *British med. Journ.*, 12 octobre 1878.

HORTSMANN. — Uber Sehstörungen nach Blutverlust. *Zeitschr. für klin. Medicin*, V, p. 200.

HIVIER. — De l'amblyopie liée à l'hémianesthésie et spécialement de l'amblyopie hystérique. Paris, 1886.

JUNGKEN. — Die Lehre von den Augenkrankheiten, 1832.

KOHN. — Amblyopie sans lésion. Suite d'aménorrhée. *Recueil d'ophthalmologie*, 1875, p. 176.

MAC KAY. — Eye diseases from suppression of menses. *American Journal of medical Science*, 1882, p. 383.

KNAPP. — Contribution à l'histoire clinique de l'irido-choroïdite métastatique (métrite aiguë). *Transact. of the americ. ophth. Soc.*, 26 juillet 1882.

KŒNIG. — Iritis serosa. Thèse de Breslau, 1883.

LARRIEU. — Des hémorrhagies rétiniennes. Thèse de Paris, 1870.

LANDESBERG. — Drei Fälle von Amaurose in Folge von Blutverlust. *Klinische Monatsblaetter für Augenheilkunde*, 1877, XV, p. 95.

LANDESBERG. — Troubles oculaires en relation avec la menstruation normale. *Centralblatt. für prakt. Augenheilk.*, mai 1883.

LERAT. — Lésions de nutrition de l'œil liées à la menstruation. Thèse de Paris, 1878.

DE LAPERSONNE. — Sur l'étiologie des iritis. *Bulletin médical*, 21 février 1892, p. 169.

MAILHOT. — Perte de la vue à la suite de suppression brusque des règles. *Journal de méd. chir. et pharm.*, avril 1763.

MOOREN. — Gesichtsstörungen und Uterinleiden. *Archiv. für Augenheilkunde*, 1881, p. 519.

NOBLOT. — Essai sur les affections oculaires liées à la menstruation. Thèse de Bordeaux, 1889.

OURSEL. — Affections oculaires dans les troubles de la menstruation. Thèse de Paris, 1885.

PECHLINUS. — Observationum physico-medicarum libri III, Hamburg, 1691.

POWLEY. — On the relation of uterine disease to astenopia and other affections of the eye. *The New-York medical Journal*, février 1886.

Power. — The relation of ophtalmic diseases to certain normal and pathological condition of the sexual organes. *Opht. Soc.*, décembre 1887.

Pascal. — Sur un cas de xénoménie par les conjonctives *Gazette médico-chirurgicale de Toulouse*, 10 janvier 1888.

Puech. — De l'influence de l'établissement de la menstruation sur l'apparition d'accidents oculaires, en particulier chez les sujets diathésiques. *Archives d'Ophthalmologie*, 1889, p. 410.

Raciborski. — Traité de la menstruation. Paris, 1868.

Rémy. — De l'atrophie choroïdienne. Thèse de Paris, 1875.

Rouquette. — Troubles visuels symptomatiques d'affections utérines. Thèse de Montpellier 1881.

Rampoldi. — Rapporti morbosi esistenti fra l'apparato sessuale e il visivo. Milano, 1881.

Rampoldi. — La clinica oculistica di Pavia nell anno scolastico 1881-82. *Annali di Oltalmologia*, anno XII, fasc. VI.

Ranschoff. — Periodisch wiederkehrende Hornhauterkrankung im Zuzammenhange mit Störungen des Allgemeinbefindens. *Klin. monat. für Augenheilk.*, juin 1889.

J. Samelsohn. — Ein fall absoluter Amaurose nach plötzlicher Unterdrückung des Menstrualfluess. *Berl. klinische Wochenschrift*, 1874, n° 27-30.

J. Samelsohn. Zur Pathogenese der fulminanten Erblindungen nach Blutverlusten. *Archiv. für Ophthalm.*, XXI, 1re partie, p. 150.

Simonin. — Des rapports qui existent entre les troubles fonctionnels de l'œil et les lésions révélées par l'ophthalmoscope. Thèse de Paris, 1874.

Swanzy. — The influence of the Uterus in Eye diseases. *Dublin Journal of medical science*, février 1878.

Sichel. — Traité de l'ophthalmie. Paris, 1837.

Stolz. — Article : Menstruation, nouveau Dictionnaire de méd. et de chir. pratique, tome XXII.

Simi. — Observation sur un cas d'ophthalmie hystérique. *Bulletino d'oculistica, Florence*, octobre 1889.

Schauta. — Relations entre l'appareil génital de la femme et différentes maladies. *Med. chir. Rundschau*, 1892, n° 12, Vienne.

Tanguy. — Troubles visuels nerveux d'origine utérine simulant l'asthénopie. Thèse de Paris, 1877-78.

THAON. — Des affections oculaires liées à la menstruation. Thèse de Paris, 1879.

TROUSSEAU. — Irido-choroïdite cataméniale. Société d'ophthalmologie, juin 1890 ; Travaux d'ophtalmologie, Paris 1891.

VALUDE. — Analyse de « Uterus und Auge » de Cohn. *Semaine médicale*, 26 février 1890.

ZIEGLER. — Contribution à l'étude de la cause des amauroses consécutives aux hémorrhagies. *Il Morgagni*, mars 1887.

WANDRE-WIEL. — Observations rares de médecine, d'anatomie et de chirurgie, traduction de Planque, 1758.

WILLIAMS. — Amblyopie par hémorrhagie menstruelle dans le cours d'une fièvre typhoïde ; guérison. *Archiv. für opht.*. t. XIII, nᵒˢ 3 et 4.

WARLOMONT et DUWIEZ. — Etiologie de la névro-rétinite. *Annales d'oculistique*, 1877, p. 115, et Dictionnaire encyclopédique des sciences médicales, article *Rétine*.

DE WECKER ET LANDOLT. — Traité complet d'ophthalmologie. Paris, 1880-89.

DE WECKER. — Iritis métritique. *Semaine médicale*, 29 avril 1891.

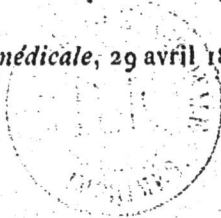

Clermont (Oise). — Imprimerie DAIX frères, place Saint-André, 3.

.

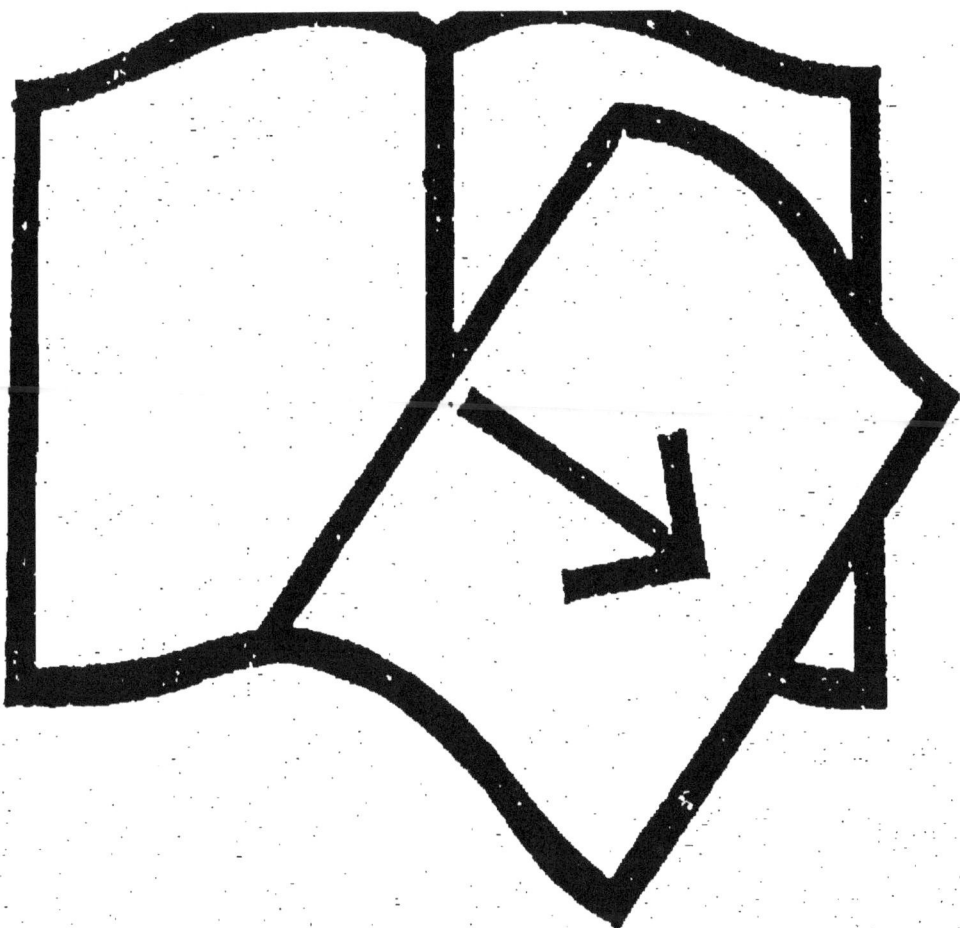

Documents manquants (pages, cahiers...)
NF Z 43-120-13

www.ingramcontent.com/pod-product-compliance
Lightning Source LLC
Chambersburg PA
CBHW071305200326
41521CB00009B/1916